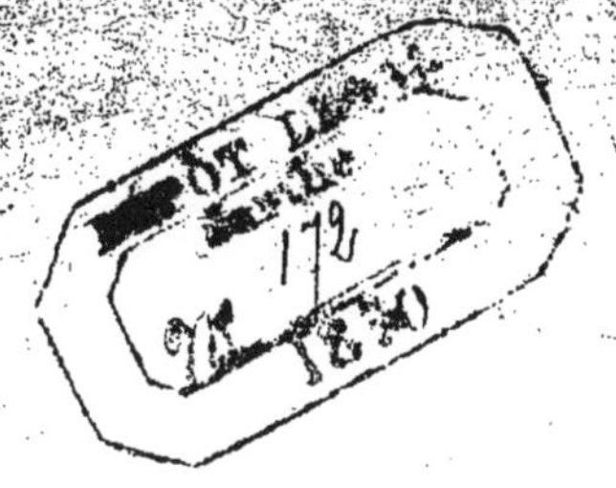

PARALYSIES ET POLYPES

DES

CORDES VOCALES

Par Georges BARISIEN

DOCTEUR EN MÉDECINE DE LA FACULTÉ DE PARIS

ANCIEN EXTERNE DES HOPITAUX

MÉDECIN STAGIAIRE AU VAL-DE-GRACE

PARIS

G. STEINHEIL, ÉDITEUR

2, rue Casimir-Delavigne, 2

1890

PARALYSIES ET POLYPES

DES CORDES VOCALES

PARALYSIES ET POLYPES

DES

CORDES VOCALES

Par Georges BARISIEN

DOCTEUR EN MÉDECINE DE LA FACULTÉ DE PARIS

ANCIEN EXTERNE DES HOPITAUX

MÉDECIN STAGIAIRE AU VAL-DE-GRACE

PARIS

G. STEINHEIL, ÉDITEUR

2, rue Casimir-Delavigne, 2

—

1890

INTRODUCTION

En prenant pour sujet de notre thèse inaugurale, l'étude de la paralysie et des polypes des cordes vocales, nous avons voulu obéir à un devoir de piété filiale. Notre père a subi, il y a cinq ans, l'opération de l'extraction d'un polype de la corde vocale droite. Comme il avait été soigné, pendant deux ans, pour une paralysie des cordes vocales, par les médecins du pays, qui n'avaient pas de laryngoscope, il nous a paru intéressant de rechercher si l'on ne pourrait pas arriver à distinguer un polype d'une paralysie, rien que par les signes fonctionnels, avant d'avoir recours au laryngoscope, qui, naturellement, tranchera la difficulté. Trois autres cas de polypes des cordes vocales, pris et soignés pour des paralysies, s'étant présentés à nous, dans le cours de nos études médicales, nous avons résolu, avec l'approbation de notre excellent maître, M. le Docteur Poyet, d'entreprendre ce petit travail.

Mais avant d'aborder notre sujet, c'est pour nous un devoir bien agréable de témoigner ici l'expression de notre vive reconnaissance aux maîtres dévoués qui nous ont guidé dans la voie du travail : à M. le docteur Tillaux, notre premier maître, dont l'enseignement clair et précis nous a été des plus profitables ; à M. le

professeur Cornil, dont l'amabilité et les hautes connais-
sances sont appréciées de tous ; à M. le docteur
Fernet, qui, pendant l'année que nous avons passée
auprès de lui comme externe, n'a cessé de nous faire
profiter de sa grande expérience clinique; à M. le professeur Lannelongue, qui nous a inculqué les grands
principes de la chirurgie moderne et nous a initié à
la pratique de l'antisepsie qu'il a contribué à vulgariser
avec tant de patience et d'habileté : nous sommes fier
d'avoir été son élève et nous lui gardons la meilleure part
de notre affection.

Nous devons un témoignage de gratitude tout particulier à notre excellent ami, M. H. Cuvillier, interne à
l'hôpital Lariboisière, pour l'extrême obligeance avec
laquelle il a bien voulu mettre à notre disposition les
résultats de son expérience personnelle.

Que M. le professeur Straus veuille bien agréer nos
sincères remerciements pour l'honneur qu'il nous fait
en acceptant la présidence de notre thèse.

Anatomie

Pour bien comprendre le développement des polypes
et la possibilité d'une paralysie, pour se rendre compte
des troubles qu'ils apportent l'un et l'autre à l'émission
des sons et à la fonction respiratoire, il est indispensa-
ble de connaître la structure du larynx.

Ce qu'il importe surtout de mettre en relief, c'est la
constitution de la muqueuse qui tapisse les cordes
vocales, et la disposition des muscles du larynx, avec
les nerfs qui les animent. Nous nous attacherons donc
à la description anatomique de la muqueuse et des
glandes qu'elle renferme, puis nous dirons quelques
mots des muscles du larynx et des nerfs qui s'y distribuent.

La muqueuse du larynx est cette portion de la muqueuse bucco-pharyngienne qui se continue dans les
voies respiratoires et qui tapisse la cavité du larynx.
L'examen laryngoscopique fait voir que, sur le vivant,
à l'état normal, elle est lisse, d'un rose pâle, pourvue de
ramifications vasculaires, facilement reconnaissables.
Cette couleur pâle est surtout marquée au niveau des
cordes vocales inférieures. Aux extrémités antérieure
et postérieure de ces cordes vocales inférieures, qui
sont en somme les vraies cordes vocales, se dessinent
nettement quatre taches jaunâtres, qui, d'après les tra-
vaux de Gerhardt (1), proviennent de la masse du car-

(1) Gerhardt (*Archives d'anatomie,* 1860).

tilage réticulé qui est en continuité avec une portion du tissu élastique de ces ligaments. La grande tache postérieure, la plus apparente, sert de guide et de point de repère dans l'examen laryngoscopique, car elle permet de se rendre compte de l'extension des cordes vocales.

La muqueuse suit les saillies du squelette laryngien, mais elle présente çà et là des dépressions au fond desquelles viennent s'ouvrir les canaux excréteurs des glandes. Ce ne sont là, d'après Coyne, que des replis muqueux, et non des formations papillaires, comme le voulait Luschka.

Au niveau des cordes vocales inférieures, la muqueuse est très mince, mais fortement adhérente; mince encore, mais moins adhérente dans les fossettes de Morgagni; épaisse et intimement unie au plan sous-jacent, à la face postérieure de l'épiglotte. Au niveau des replis aryténo-épiglottiques, l'union est plus lâche (ce qui favorise la production de l'œdème de la glotte).

La muqueuse présente à étudier un derme, un épithélium et des glandes.

Le derme comprend : 1º une membrane limitante, située immédiatement au-dessous de l'épithélium; 2º une couche réticulée, semblable à celle de l'intestin grêle, et dans laquelle on rencontre beaucoup de co r puscules lymphatiques ou follicules clos véritables, situés surtout dans le ventricule (Coyne).

Sur le bord libre de la corde vocale inférieure, on trouve des papilles, vasculaires certainement, nerveuses probablement, bien plus développées au niveau du tiers antérieur : d'où la fréquence des papillomes en ce point.

L'épithélium est stratifié, à cellules coniques superficielles, recouvertes de cils vibratiles. Au niveau des cordes vocales inférieures, il change de caractères : il devient analogue à la lame cornée de l'épiderme, c'est-à-dire pavimenteux.

La couche glandulaire est disséminée dans un tissu conjonctif, infiltré de graisse. Elles sont en grappes, très développées au centre de la corde vocale supérieure. Il n'y en a pas sur le bord libre de la corde inférieure; mais deux groupes se trouvent situés, l'un au-dessus et l'autre au-dessous du point où apparaissent les papilles, de façon à déverser un mucus protecteur, destiné à assurer l'intégrité de la fonction.

Au-dessous de la muqueuse, on trouve un squelette fibro-élastique, qui se compose de deux couches se continuant l'une avec l'autre, sans limites bien nettes : une couche superficielle, formée presque entièrement de tissu cellulaire finement fibrillé, et une couche profonde, formée surtout de fibres élastiques, étroitement unies à la couche élastique de support des cordes vocales.

Les muscles du larynx peuvent être divisés en muscles phonateurs et en muscles respiratoires.

Le premier groupe est le plus considérable, et tous les muscles qu'il renferme ont la même action : ils sont tous, à des degrés divers, constricteurs de la glotte. Ce sont : le crico-thyroïdien, le crico-aryténoïdien latéral, le thyro-aryténoïdien et l'aryténoïdien.

Un seul muscle constitue le deuxième groupe : c'est le crico-aryténoïdien postérieur, qui, lui, est dilatateur de la glotte.

Étudions ces différents muscles et voyons leur mode d'action.

Crico-thyroïdien. — Muscle très épais, de forme triangulaire, situé à la partie antérieure du larynx. Il s'attache à la face antérieure et au bord supérieur du cartilage cricoïde : de là ses fibres montent, les internes en haut et en dehors, les moyennes obliquement, les externes horizontalement en dehors, pour aller s'insérer au bord inférieur et à la face postérieure du cartilage thyroïde. Le bord interne des deux crico-thyroïdiens intercepte un espace triangulaire, à base dirigée en haut, au fond duquel on aperçoit la membrane crico-thyroïdienne. Comme action, il rapproche le cartilage thyroïde du cricoïde, en faisant basculer le premier : donc, il tend les cordes vocales (Longet), et les rapproche un peu.

Crico-aryténoidien latéral. — Situé très profondément, ce muscle s'insère sur la partie latérale du bord supérieur du cartilage cricoïde et sur la membrane crico-thyroïdienne: de là, ses fibres se portent obliquement en haut et en arrière, pour aller s'attacher à l'apophyse antérieure et externe du cartilage aryténoïde. Pour Longet, c'est un constricteur de la glotte, en ce qu'il rapproche les apophyses antérieures des cartilages aryténoïdes.

Thyro-aryténoidien. — Ce muscle, très mince en haut et très épais en bas, a la forme d'un quadrilatère. Il s'insère dans l'angle rentrant du cartilage thyroïde et à la partie supérieure de la membrane crico-thyroïdienne, de là, ses fibres vont s'implanter au bord externe et à la face antérieure du cartilage aryténoïde, au-dessus de l'extrémité supérieure du crico-aryténoïdien latéral, avec lequel il se confond inférieurement. Il a pour action d'attirer en avant le cartilage aryténoïde et de lui faire éprouver un mouvement de bascule, par lequel l'apophyse antérieure se porte en dedans et les deux cordes vocales se trouvent rapprochées l'une de l'autre. Ce muscle joue un rôle très important dans la production des sons, en imprimant aux cordes vocales divers degrés de tension.

ARYTÉNOIDIEN. — Le seul impair des muscles du larynx. Il a été divisé en trois parties : l'aryténoïdien transverse, situé très profondément, qui s'étend transversalement d'un cartilage à l'autre; les deux aryténoïdiens obliques, plus superficiels, qui se croisent en sautoir, et dont les fibres s'insèrent d'un côté à la partie inférieure du bord externe du cartilage aryténoïde, et de l'autre à la partie supérieure du bord externe du cartilage aryténoïde du côté opposé. Quand ce muscle se contracte, il tend à rapprocher les deux aryténoïdes : il est donc constricteur de la glotte.

CRICO-ARYTÉNOIDIEN POSTÉRIEUR. — Petit muscle triangulaire, situé à la partie postérieure du cartilage cricoïde. Il s'insère dans la fossette qui existe sur la face postérieure du cartilage cricoïde; de là, ses fibres convergent vers l'apophyse postéro-externe du cartilage aryténoïde, où elles se confondent avec celles du crico-aryténoïdien latéral. Il porte l'apophyse externe du cartilage aryténoïde en arrière : c'est donc un dilatateur de la glotte.

Les muscles du larynx sont donc tous; à des degrés divers, constricteurs de la glotte, et n'ont qu'un seul muscle antagoniste de ce mouvement : le crico-aryténoïdien postérieur.

Les nerfs du larynx sont fournis par les laryngés supérieur et inférieur, branches du pneumo-gastrique. Le laryngé supérieur se distribue à la muqueuse du larynx et au muscle crico-thyroïdien : le laryngé inférieur du récurrent innerve tous les autres muscles du larynx (Longet).

NERF LARYNGÉ SUPÉRIEUR. — Il naît sur le côté interne du pneumo-gastrique. De là, il se dirige en bas, en avant et en dedans, derrière les carotides, gagne la membrane hyo-thyroïdienne, passe au-dessus du constricteur inférieur du pharynx, et se termine dans la muqueuse du larynx. Dans son trajet, il se divise en deux branches :

a. *Rameau laryngé externe.* — Il fournit quelques filets anastomotiques aux récurrents (anastomose de Galien), envoie des rameaux au constricteur inférieur du pharynx et au muscle crico-thyroïdien, puis traverse la membrane crico-thyroïdienne, et se perd dans la muqueuse sous-glottique du larynx.

b. *Rameau laryngé interne.* — Il suit le trajet indiqué plus haut, et, arrivé au repli aryténo-épiglottique, s'épanouit en une multitude de filets : les uns, ascendants, vont à l'épiglotte et à la base de la langue; d'autres, transversaux, se rendent aux replis aryténo-épiglottiques, à la muqueuse du larynx et à celles des cordes vocales; d'autres enfin, descendants, se distribuent à la muqueuse qui tapisse la face postérieure du larynx, traversent le muscle aryténoïdien, sans lui donner de filets, et vont se perdre dans la muqueusè du larynx. Un gros filet descend entre le cartilage thyroïde et les muscles thyro-aryténoïdien et crico-aryténoïdien latéral, et s'anastomose avec le nerf récurrent.

Nerf laryngé inférieur ou récurrent. — A droite, il naît du pneumo-gastrique, en avant de l'artère sous-clavière, et à gauche, en avant de la crosse de l'aorte. Puis, il se réfléchit au-dessous et en arrière de ces deux vaisseaux, de façon à former une anse qui les embrasse, remonte en suivant le sillon qui sépare la trachée de l'œsophage, fournit quelques filets au constricteur inférieur du pharynx, et arrivé au niveau de l'articulation crico-thyroïdienne, se distribue aux muscles du larynx. Il les innerve tous, à l'exception du crico-thyroïdien.

Comme rameaux laryngiens, il fournit : 1° le filet anastomotique avec le laryngé supérieur; 2° un filet pour le crico-aryténoïdien postérieur; 3° un filet pour l'aryténoïdien; 4° un filet pour les muscles crico-aryténoïdiens latéraux et thyro-aryténoïdiens.

Les récurrents naissent du pneumo-gastrique après qu'il en a reçu l'anastomose du spinal.

Étiologie et Pathogénie

Les polypes du larynx sont une des maladies fréquentes de cet organe, et nous n'hésiterons pas à nous ranger à l'opinion du Dr Fauvel qui dit « qu'après les catarrhes aigus ou chroniques, simples ou symptomatiques, après les manifestations tuberculeuses (ulcérations, œdèmes, périchondrites), viennent par ordre de fréquence, les polypes (1). » Si nous cherchons de suite à nous rendre compte des causes qui peuvent présider à l'étiologie de ces tumeurs, nous voyons que c'est en somme l'*hyperhémie chronique* de la muqueuse laryngienne qui paraît jouer le rôle principal; et ainsi s'explique l'influence attribuée, dans le développement des polypes, aux maladies aiguës qui frappent le larynx, telles que la rougeole, la coqueluche (Isambert), la variole, l'érysipèle (Morell Mackensie).

La syphilis, pas plus que la phthisie ne doivent être incriminées; car, s'il est vrai que dans ces deux affections, on se trouve en présence de néo-productions, on n'a pas affaire à des polypes vrais, mais bien à de véritables tumeurs inflammatoires. Avec plus de vraisemblance, on pourrait admettre, chez certains malades, une *diathèse papillomateuse;* et c'est ainsi que souvent des personnes atteintes de polypes du larynx, présentent des papillomes de la peau ou des parties génitales.

(1) Fauvel, *Maladies du larynx*, p. 197.

Si nous plaçons en première ligne étiologique l'hyperhémie chronique de la muqueuse, c'est évidemment dans les professions qui favorisent le plus cette congestion, que nous rencontrerons le plus souvent l'existence de polypes laryngiens; et, à ce point de vue, les chanteurs sont les plus exposés. Morell Mackensie prétend que « 21 pour cent de ses malades, dans l'âge où on peut se livrer à cette profession, ont eu à subir cette influence (1). » A côté des chanteurs, nous placerons tous ceux qui font un usage prolongé et répété de la parole : prédicateurs, professeurs, orateurs, crieurs; et, à propos de cette dernière catégorie, nous avons eu, il y a quelque temps, l'occasion de voir dans le service du professeur Germain Sée, un crieur de journaux, porteur d'un volumineux polype de la corde vocale droite. Il était de plus alcoolique invétéré et fumait toute la journée.

C'est là, en effet, un facteur important dans l'étiologie des polypes, mais toujours secondairement, par production primitive de congestion laryngée. L'action de la fumée de tabac, des vapeurs irritantes, est manifeste; et, à l'appui de cette opinion, nous citerons l'observation I, que nous rapportons plus loin, et dans laquelle il s'agit d'une personne, forcée d'élever constamment la voix pour commander à des ouvriers dans une usine et de plus exposée à respirer des vapeurs irritantes d'acide nitrique ou de la poussière de charbon.

Enfin, toujours dans le même ordre d'idées, nous citerons les professions où l'on est exposé à de brusques

(1) Morell Mackensie, *Traité des maladies du larynx*, p. 413.

refroidissements (marchands de vin, hommes de peine, terrassiers, maçons).

Cette influence considérable des professions nous explique que, dans la statistique, au point de vue du sexe, les polypes du larynx sont beaucoup plus fréquents chez les hommes que chez les femmes. Sur 300 cas, Fauvel en cite 231 chez l'homme et 69 chez la femme. Sur 187, Morell Mackenzie en rapporte 135 chez l'homme et 52 chez la femme.

Il ne nous reste plus qu'à dire un mot de l'âge. Les polypes sont essentiellement une maladie de l'âge adulte. Voici la statistique de Fauvel :

5 fois sur 300	avant 10 ans	
7	—	de 10 à 20 ans
60	—	de 20 à 30 —
118	—	de 30 à 40 —
79	—	de 40 à 50 —
24	—	de 50 à 60 —
7	—	au delà de 60 ans.

Parfois, la maladie est congénitale. Causit (1) en a rapporté 10 cas; Morell Mackenzie, 2; et le D* Arthur Edis, un qui est particulièrement probant, dans lequel il s'agissait d'un enfant mort trente-sept heures après la naissance, par suffocation; à l'autopsie, on trouva un kyste.

Les âges les plus élevés auxquels on ait trouvé des polypes, sont : 74 ans (cas de Bruns, rapporté par

(1) Causit, *Étude sur les polypes du larynx chez les enfants*, 1867.

Morell Mackenzie), et 82 ans (cas de Schiffers, de Bruxelles).

En résumé, toutes les causes qui peuvent amener l'hyperhémie chronique de la muqueuse laryngienné, favorisent la production des polypes.

En est-il de même pour les paralysies? Évidemment les paralysies sont d'une nature et d'une origine si variables, que le sexe, l'âge, la profession, ne peuvent pas jouer un grand rôle. Ici, c'est à des affections générales que nous aurons affaire, et quand, chez un malade atteint d'une de ces affections que nous allons passer en revue, nous nous trouverons en présence d'un trouble laryngien, nous serons en droit de penser à la paralysie.

Parmi les paralysies d'*origine centrale*, les unes se produisent soit dans l'hémorragie cérébrale, soit dans le ramollissement, quand la lésion vient frapper le centre moteur des muscles du larynx; et les observations, en effet, ne sont pas rares d'hémiplégie des membres avec hémiplégie laryngée simultanée. Dans le même ordre d'idées, nous citerons les tumeurs cérébrales.

A côté des lésions intéressant directement le centre moteur, se placent les lésions intéressant l'origine bulbaire du spinal et du pneumo-gastrique; et dans cette classe, rentrent toutes les maladies de la moelle qui peuvent se localiser au bulbe, frappant le centre de coordination des mouvements phonétiques et respiratoires. Citons la paralysie labio-glosso-laryngée, pouvant amener une paralysie des adducteurs et des tenseurs des cordes vocales, donnant lieu à des troubles phonateurs par envahissement primitif du spinal, puis à des troubles respiratoires, par envahissement secondaire du pneumo-gastrique. A côté, se placent la sclérose en plaques, la sclérose latérale amyotrophique (1), l'ataxie locomotrice. Insistons sur cette dernière affection. Là, les troubles se caractérisent par « une inspiration longue, une expiration facile, une toux rauque, une voix aphone et une dyspnée considérable, liée à des efforts inutiles pour faire entrer l'air dans la poitrine (2). Le professeur Fournier a longuement traité de ces paralysies tabétiques dans son livre sur la période préataxique du tabes.

Enfin, une des localisations les plus fréquentes de l'hystérie, est celle qui porte sur le larynx; et le nom d'aphonie nerveuse éveille dans l'esprit de chacun, l'idée d'une affection commune, dont il lui a été donné d'observer des exemples. Nous avons conservé le souvenir d'une malade du service du Dr Tillaux, dont nous avions l'honneur d'être l'élève, et qui resta aphone au sortir d'une crise de nerfs, provoquée par l'annonce d'une opération. Cette aphonie céda d'ailleurs à l'application de compresses chaudes au devant du cou. Il est certain que, dans un cas pareil, le diagnostic s'impose, et que nulle hésitation n'est permise.

La paralysie peut porter non seulement sur les muscles vocaux, mais aussi sur les muscles respiratoires.

Dans ces cas, on trouve ordinairement de l'anesthésie

(1) Robinson Beverley, *American Journal of med. science*, 1881.
(2) Cherchewsky, Contribution à l'étude des troubles laryngés d'origine tabétique, *Revue de médecine*, 1883.

du pharynx et du voile du palais, ce qui peut ajouter une probabilité de plus au diagnostic.

A côté des paralysies d'origine centrale, se placent les paralysies d'ordre périphérique, et, en premier lieu, toutes celles qui tiennent à une compression des nerfs laryngés. Quand on se trouvera en présence de tumeurs du pharynx, de l'œsophage, d'anévrysmes aortiques, d'adénopathie trachéo-bronchique, de maladies du cœur et du sommet du poumon, coïncidant avec des troubles laryngiens, c'est à une paralysie par compression nerveuse qu'il faudra penser.

A la suite de fièvres graves, fièvres paludéennes, fièvre typhoïde, rhumatisme, il peut y avoir des troubles laryngiens paralytiques, probablement dus à des névrites primitives.

Sous l'influence du froid, par application de la loi de Stokes, qui dit que tout plan musculaire sous-jacent à une muqueuse enflammée est souvent le siège d'une paralysie, on peut voir se développer des accidents laryngiens. Nous avons été témoin d'un fait de ce genre à l'hôpital militaire du Gros-Caillou, où nous nous trouvions de service. Un soldat, relevé ivre dans la rue, où il s'était endormi, fut amené à l'hôpital, complètement aphone. D'ailleurs, dans ce cas, comme dans les autres, la guérison fut rapide.

L'alcool, la jusquiame, l'opium, le phosphore, pris à doses toxiques, peuvent déterminer de l'aphonie. Selon Tanquerel des Planches(1), le plomb pourrait amener une

(1) Tanquerel des Planches, t. II, p. 62.

paralysie des muscles du larynx, soit isolée, soit combinée à celle des muscles des lèvres et de la langue.

Enfin, terminons en disant que dans la trichinose, si on a affaire à des troubles phonétiques et respiratoires, il faut penser à la paralysie laryngée par envahissement des muscles (Friedreich, Navratil).

Symptômes

La situation anatomique du larynx fait qu'il joue un triple rôle dans les fonctions de l'économie : phonation, respiration, déglutition.

Voyons, à ces divers points de vue, les symptômes que l'on observe, s'il s'agit de polypes ou de paralysies, et cherchons si nous pouvons en tirer quelques probabilités de diagnostic.

Dans les cas de polypes, ce sont les troubles de la phonation qui dominent; ils sont, pour ainsi dire, constants. Dans la statistique de Morell Mackenzie, sur 100 cas, 52 fois ils étaient l'unique symptôme, et existaient 92 fois : 37 des malades étaient enroués, 55 complètement aphones.

Quel est le mode de début de ces accidents? Quelquefois le malade est atteint brusquement de dysphonie. Mais c'est là un fait rare, et, le plus souvent, c'est peu à peu, insidieusement pour ainsi dire, à la suite d'un rhume, que s'établit l'altération de la voix.

Cette altération présente des degrés divers, et peut aller depuis la raucité jusqu'à l'aphonie complète. Cette variabilité dans l'intensité des symptômes tient au siège du polype. Est-il placé sur le bord libre de la corde vocale, mettant seulement obstacle au rapprochement complet, il ne détermine que de la dysphonie, de l'enrouement. Est-il inséré dans l'angle des cordes, a-t-il pris un développement assez considérable, alors il s'oppose complètement au jeu des cordes et provoque l'aphonie.

D'après Œrtel (1), la raucité de la voix existe surtout quand on a affaire à des papillomes dont la base est consistante et étendue suivant la longueur de la corde vocale.

Quand le polype est pédiculé et que le pédicule atteint une certaine longueur, « le malade, après avoir été dysphone et presque aphone, peut voir survenir dans son état une amélioration considérable. La voix lui revient presque complète; il peut se croire guéri. De temps à autre cependant, à la suite de toux, d'une expiration brusque, quelquefois au milieu d'un mot, la voix se perd subitement, et ce n'est qu'après une grande expiration qu'elle se retrouve (2). » Ce phénomène est facile à expliquer. Dans les grandes inspirations, le polype, par suite de son poids, tombe au-dessous de la glotte; et le pédicule mince, s'interposant seul entre les cordes, ne les empêche pas de vibrer. Au contraire, dans une forte expiration, le polype vient-il en quelque sorte faire hernie entre les lèvres de la glotte, l'aphonie s'en suit.

(1) Œrtel, *Bag. arztliches Intelligenzblatt*, nº 1-5, 1868.
(2) Fauvel, *loco citato*, p. 203.

Le même fait se produit pour les polypes insérés au-
dessous de la glotte et pédiculés. Sont-ils sessiles, ils ne
déterminent jamais l'aphonie (Fauvel), mais simplement
la raucité.

A-t-on affaire à un polype peu volumineux, à pédicule
court, l'interposition de la tumeur se faisant à chaque
instant entre les lèvres de la glotte, que son faible volume n'empêche pas de vibrer, le malade présente la voix
bitonale, c'est-à-dire qu'il « commence une phrase ou
un mot sur un ton donné, et le termine sur un ton plus
bas ou plus élevé (Fauvel) ».

Nous venons de parler assez longuement des varia-
tions d'intensité de la voix ; disons qu'au point de vue
du timbre, c'est en général un abaissement qu'on
observe, beaucoup plus souvent qu'une élévation.

Quand le néoplasme se développe dans le ventricule,
ou sur la face supérieure d'une corde, il faut qu'il
atteigne un certain volume pour déterminer des troubles
vocaux.

Quand il se développe sur l'épiglotte, les replis aryténo-épiglottiques, on n'observe que de la raucité de la
voix due à la congestion concomitante des cordes; et,
quand il devient assez volumineux pour occasionner
par lui-même des troubles vocaux, il « se manifeste par
des troubles de la déglutition et de la respiration bien
plus importants (1). »

Après avoir examiné en détail les troubles vocaux
dus à la présence de polypes, voyons maintenant ce qui
se produit dans les cas de paralysies.

____

(1) SCHWARTZ, thèse d'agrégation, p. 55.

Les troubles de la phonation, dans ce cas, sont dus aux paralysies des muscles constricteurs; ils formaient l'aphonie tonique dans la classification de Cullen, l'aphonie fonctionnelle dans celle de Copland.

Cette aphonie est variable: complète, si tous les constricteurs sont atteints; incomplète, si quelques-uns seulement sont paralysés.

Dans le premier cas, tous les constricteurs étant atteints, « les malades ne peuvent parler qu'à voix basse, la toux et l'éternuement pouvant conserver une certaine sonorité (1). » — Dans le deuxième cas, « quand la paralysie est hémiplégique, qu'elle ne porte que sur un seul côté, il n'y a plus aphonie, mais simplement dysphonie, voix de fausset, criarde et bitonale, surtout dans l'émission des sons aigus (2). »

Quand la paralysie ne porte que sur un des muscles constricteurs, il faut, pour pouvoir en faire le diagnostic exact, recourir de toute nécessité au laryngoscope, ce diagnostic reposant sur la forme de la glotte.

Dans le cas d'aphonie hystérique, la soudaineté de son apparition, jointe à la connaissance de l'état général du ou de la malade, permettra aisément de remonter à la cause. « Les hystériques peuvent, dans l'espace de 24 heures, par suite de paralysies ou de parésies des cordes vocales, être aphones plusieurs fois par heure, et, dans les intervalles, parler avec une voix pleine de sonorité; ou même ils sont aphones pendant des semai-

---

(1) Ludet-Barbon, *Paralysie des muscles du larynx*, p. 28.
(2) Idem, p. 29.

nes et des mois, retrouvent leur voix d'une façon soudaine, pour la reperdre à nouveau passagèrement pendant quelque temps (1). »

A côté de ces troubles vocaux, il nous faut maintenant étudier les troubles respiratoires.

La gêne de la respiration est un symptôme peu fréquent des polypes du larynx, dit Fauvel. D'après Mackenzie, elle existerait 30 fois sur 100, et se serait montrée grave dans 15 cas. Chez l'enfant, si nous nous en rapportons à l'opinion de Causit, opinion que viennent d'ailleurs corroborer les nombreuses trachéotomies pratiquées chez des enfants porteurs de papillomes, la dyspnée serait fréquente. Il est juste de dire que dans la plupart des cas signalés dans les journaux de médecine avant l'invention du laryngoscope, la dyspnée était toujours le principal symptôme, ainsi que le fait remarquer Morell Mackenzie.

En tout cas, cette dyspnée s'établit peu à peu, d'une façon insensible, et c'est là un caractère sur lequel nous devons insister. A mesure que la tumeur augmente de volume, la gêne respiratoire s'accroît. Il est bien certain, qu'à ce point de vue, le lieu d'implantation du polype joue un grand rôle. « Ceux qui s'insèrent dans l'angle commun des cordes, sur la face supérieure des cordes, et enfin sur leur bord libre, font l'office de bouchon ou mieux de soupape, de telle sorte que l'expiration n'est nullement gênée, tandis que l'inspiration est tumultueuse. » (Fauvel).

(1) Gottstein, *Mal. du larynx*, p. 269.

Le patient présente-t-il le type respiratoire inverse, il est probable que le polype est situé au-dessous de la glotte.

Ce sont là des signes sur lesquels Lewin insiste pour montrer le parti que l'on peut en tirer pour prévoir le siège précis de la tumeur.

Par suite de cette gêne de l'inspiration, les malades prennent les positions souvent les plus bizarres, de façon à ce que la pesanteur projette la tumeur en avant, et laisse en arrière une voie libre à l'air inspiré. Fauvel, Poyet, rapportent des cas de malades se condamnant à dormir assis sur leur lit, la tête penchée en avant.

Cette dyspnée est continue ou se présente par accès. Cette dernière hypothèse se réalise quand il s'agit de polypes très vasculaires, qui « se congestionnent et deviennent turgides, généralement sous l'influence d'une colère, de cri, ou d'abus alcoolique (1). » D'autres fois, ces accès doivent être attribués au passage d'un polype sus-glottique pédiculé dans la trachée (cas de Urner, ayant amené la mort) ou bien à la congestion secondaire de la muqueuse, ou encore au spasme de la glotte.

A côté des troubles respiratoires, nous étudierons la toux. Exceptionnelle, selon Fauvel (6 fois sur 300 cas), elle est considérée comme rare par Morell Mackenzie, qui fait toutefois la réserve que « ce symptôme peut être tellement grave, qu'il cause beaucoup d'ennuis et peut même occasionner des hémoptysies. »

Le caractère de cette toux est variable. Tantôt elle se

______

(1) Fauvel, *loco citato*, p. 207.

produit par quintes véritables, dues à un chatouillement dans le larynx; ou bien elle correspond à des efforts d'expulsion que fait le malade, pour se débarrasser d'un corps étranger, dont il a la sensation.

Chez les enfants, la toux semblerait fréquente, puisque, dans la statistique de Causit, elle est signalée 26 fois sur 46 observations. Souvent alors elle a le caractère croupal. Elle peut d'ailleurs présenter ce caractère aussi chez l'adulte (cas d'Ozanam, Académie des sciences, 1863).

En face de ces troubles respiratoires, dus à la présence de polypes, que voyons-nous se passer, quand il s'agit de paralysies?

Les muscles dilatateurs sont alors frappés, c'est-à-dire que la paralysie porte sur les crico-aryténoïdiens postérieurs. Dans ce cas, on a des « signes rationnels tellement évidents, qu'on peut presque se passer du laryngoscope pour faire le diagnostic (1). »

La respiration est difficile; la dypsnée se présente par crises caractéristiques : tirage inspiratoire considérable, expiration normale, avec voix conservée, toux rauque et sonore, bien entendu quand les dilatateurs seuls sont paralysés et que les constricteurs sont respectés. Le cornage est très marqué, puisque les portions vibratoires de la glotte sont intactes. Il est plus bruyant et d'un ton plus bas pendant la nuit, ce qui s'explique par ce fait que les cordes sont moins tendues, les muscles étant relâchés.

Le malade ne peut faire aucun effort, ni émettre aucun

---

(1) Ludet-Barbon, thèse, p. 23.

son prolongé; en effet, les cordes vocales ne pouvant s'écarter, il est obligé de mesurer son débit respiratoire à l'étroitesse de son orifice laryngien. S'il fait un trop grand effort, l'équilibre se rompt.

Enfin, abordons l'étude du troisième grand ordre de symptômes que présentent toutes les affections du larynx, les troubles de la déglutition, et voyons ce qui se passe dans le cas de polypes ou de paralysies.

La gêne de la déglutition ne doit pas être regardée comme un des symptômes du polype du larynx (Fauvel). D'après Mackenzie, elle n'existerait que 8 fois sur 100, et seulement quand la tumeur est insérée sur l'épiglotte ou les replis aryténo-épiglottiques. Une seule fois, la déglutition était réellement douloureuse.

Dans les paralysies, les troubles de la déglutition, relevant essentiellement de ces paralysies, ne se rencontrent guère que dans le cas de paralysie du muscle crico-thyroïdien. Ce sont là, d'ailleurs, des cas très rares et qui ne se présentent que s'il y a des lésions du laryngé supérieur, lésions qui s'accompagnent de troubles de la déglutition. Quand, en effet, le larynge supérieur est atteint, la muqueuse devient insensible, et les parcelles alimentaires tombent dans le larynx. Elles déterminent alors, si elles sont volumineuses, une asphyxie immédiate; ou bien, si elles sont petites, elles vont provoquer des accidents inflammatoires du côté des ramifications bronchiques. A cette anesthésie de la muqueuse, se joint en général une raucité de la voix.

Après avoir énuméré les troubles qui se produisent dans les trois grandes fonctions de l'économie, dans lesquelles le larynx joue un rôle, nous allons rapidement passer en revue les symptômes que peut fournir l'exploration directe, sans le secours du laryngoscope.

S'agit-il d'un polype? l'abaissement de la langue avec élévation forcée du larynx ne peut guère donner de résultats que si la tumeur siège sur l'épiglotte, et de plus si elle est assez volumineuse.

Le toucher digital, chez l'adulte, ne donnerait de renseignements que dans ce même cas. Peut-être rendrait-il plus de services chez l'enfant; mais encore faut-il l'employer avec beaucoup de précautions et ne pas y avoir recours dans les cas de dyspnée extrême, « de peur de refouler un polype sus-glottique du côté de la trachée, et d'amener une asphyxie rapide. » (Fauvel.)

Les renseignements que donne l'auscultation du larynx ne sont pas de plus de valeur. Tantôt on entend un souffle râpeux, tantôt des sifflements, des bruits de soupape, de drapeau ou d'explosion (Fauvel).

Ce bruit de soupape ou d'explosion est celui auquel il faut attacher le plus d'importance. « Il peut être produit par un polype pédiculé, entraîné par des mouvements alternatifs d'inspiration et d'expiration, et flottant dans le larynx. Il est surtout manifeste pour ceux de la trachée et a été bien décrit par Dupuytren, qui lui a donné son nom (1) ». Disons de suite que, malheureusement pour la clarté du diagnostic, il peut être produit par tout corps étranger mobile, une fausse mem-

____

(1) Schwartz, thèse d'agrégation, p. 59.

brane, par exemple. Il peut même exister. dans le cas de paralysie d'une corde vocale, ainsi que Fauvel en rapporte un exemple.

Le sifflement laryngé se présente assez souvent dans les cas de polype. Causit lui attribue une certaine importance chez les enfants. Son timbre est variable, râpeux ou sifflant, et il se produit surtout pendant l'inspiration. Il augmente quand on appuie le stéthoscope sur le larynx.

Si, en somme, on doit faire peu de cas des symptômes fournis par l'auscultation, il n'en est pas de même de ceux fournis par l'expectoration. Quand le malade rejette quelques fragments de tumeur, c'est là un signe pathognomonique. C'est en se basant sur lui, qu'Ehrmann (1), de Strasbourg, put tenter l'opération qu'il relate dans son observation XXIX. Malheureusement, c'est là un symptôme rare : sur trois cents cas, Fauvel ne l'a trouvé que deux fois ; quand on le constate, non seulement on peut faire le diagnostic de polype, mais on peut encore, grâce au microscope, reconnaître la nature de la tumeur.

En terminant, disons un mot de l'état général. Il n'y a pas à en tenir compte dans les cas de polypes du larynx ; l'affection est bénigne, toute locale, et ne retentit pas sur l'état général.

Il n'en est pas de même pour les paralysies. Nous ne referons pas ici l'étiologie, sur laquelle nous nous sommes longuement étendu, mais il est évident que la

---

(1) EHRMANN, *Des polypes du larynx.*

constatation d'une affection pouvant frapper, soit le centre moteur du larynx, soit retentir sur l'innervation périphérique, devra autoriser, en présence de troubles laryngés, l'hypothèse d'une paralysie: telle l'hémorragie cérébrale, telle l'adénopathie trachéo-bronchique, tel l'anévrysme aortique.

Diagnostic

Ce chapitre sera naturellement court; le diagnostic découle de l'analyse des symptômes, et, chemin faisant, nous avons cherché à l'établir, en comparant les signes communs aux polypes et aux paralysies, et en nous efforçant de les différencier autant que possible.

Mais, nous l'avons déjà dit, et nous revenons sur ce point pour y insister de nouveau, l'examen des signes fonctionnels ne fournit au praticien que des probabilités, quand il ne le laisse pas dans le doute le plus absolu.

Certes, parfois « un laryngoscopite expérimenté pourra conclure à l'existence d'un polype par le caractère particulier et variable de la voix, par la toux croupale et par les paroxysmes de dyspnée. Il ne faut pas oublier que Brauers et Ehrmann purent, longtemps avant l'invention du laryngoscope, diagnostiquer des polypes avec une précision telle qu'ils purent ouvrir sans témérité le cartilage thyroïde (1). »

Quand, par l'expectoration, le malade rejette des fragments de tumeur; quand on a tous les symptômes

---

(1) Morell Mackenzie, *loc. cit.*, p. 414.

d'une paralysie typique des dilatateurs, on peut poser d'avance le diagnostic et se faire une opinion sur la nature de l'affection laryngée.

Mais ce ne sont là que des exceptions, et encore faut-il toujours recourir au laryngoscope pour confirmer l'hypothèse émise.

C'est au miroir laryngien qu'il appartient, en dernier ressort, de trancher la question; c'est à lui qu'il faut recourir avant d'instituer aucune thérapeutique. Les observations que nous avons réunies, à la fin de notre thèse, en montrent l'absolue nécessité.

Les progrès de l'examen laryngoscopique sont tels, à l'heure actuelle, qu'il ne saurait être permis, dans les affections laryngées, de porter un diagnostic et d'établir un traitement, sans y avoir, au préalable, soumis le malade.

Pronostic — Traitement

C'est grâce à l'examen laryngoscopique seulement, qu'on pourra porter un pronostic.

En général, celui des polypes est assez favorable, et, ainsi que le dit Fauvel : « Nous ne sommes plus à l'époque où cette affection pouvait être considérée comme mortelle, et l'opération d'Ehrmann, regardée à juste titre, en 1844, comme une des plus belles de la chirurgie, passerait aujourd'hui pour une opération barbare. »

Le pronostic dépend d'abord de l'âge; il est beaucoup plus grave chez l'enfant, où les manœuvres opé-

ratoires, par la voie endo-laryngée, sont des plus déli-
cates; puis de la nature même de la tumeur, les
papillomes étant plus à redouter, et par leur extension et par leurs récidives. Il faut ensuite tenir
compte du volume, du nombre, du siège. On peut dire
qu'en général « au point de vue de la vie, il vaut mieux
avoir un polype pédiculé; le contraire serait peut-être
vrai, au point de vue de l'intégrité de la voix (1). »

Quant aux paralysies, la diversité de leur origine
rend le pronostic des plus variables. Nous pouvons
dire que celles qui portent sur les dilatateurs sont plus
graves que celles qui portent sur les constricteurs,
puisque les unes atteignent la respiration, les autres la
phonation seulement. De plus, il faut tenir compte de
ce fait que la paralysie est uni ou bilatérale, et surtout
de la cause, et de la maladie sous la dépendance de
laquelle s'est développée l'affection laryngée. De cette
cause aussi, dépendra le traitement général, approprié
à la nature de la paralysie, et auquel viendra se joindre
le traitement local : électricité, révulsions, hydrothé-
rapie.

En ce qui concerne les polypes, l'ablation est le seul
mode de traitement qu'il convienne d'appliquer, et pour
ce, suivre la voie endo-laryngée, en se servant d'une
des nombreuses pinces, inventées dans ce but par les
laryngologistes.

---

(1) SCHWARTZ, thèse d'agrég., p. 78.

OBSERVATIONS

Observation I

En 1875, notre père qui, jusque là, n'avait jamais été malade, commença à éprouver à la gorge une vive irritation, qu'il ressentit depuis tous les hivers, et principalement au printemps de chaque année. Dans ses moments de souffrance, non seulement il pouvait difficilement avaler sa salive, mais il avait souvent une extinction de voix, qui lui durait une huitaine de jours. Cette irritation s'est même compliquée, à deux reprises différentes et à trois ans d'intervalle, de deux angines, qui ont duré, la première, six jours entiers, pendant lesquels il ne pouvait prendre aucun aliment, et la deuxième, quatre jours seulement. C'est de cette deuxième angine, survenue en 1883, que datent les vrais troubles de la phonation. Jusqu'en 1883, la voix n'était enrouée que par moments, mais à partir de cette époque elle devint rauque, et la raucité ne fit que s'accentuer de jour en jour. Le malade ne souffrait pas beaucoup, mais sa profession de chef de fabrication dans une usine l'obligeait à parler souvent aux ouvriers et à élever constamment la voix pour se faire entendre au milieu du bruit des machines, de sorte qu'il se fatiguait énormément, et il arrivait fréquemment que le soir l'aphonie était complète.

Dans le courant de ces deux années, de 1883 à 1885, il fut soigné pour une paralysie des cordes vocales, sans que l'examen laryngoscopique ait été pratiqué, et on le soumit à des inhalations sulfureuses et à des badigeonnages de la gorge avec une solution de nitrate d'argent au 20ᵉ. Il fut ensuite traité comme atteint de laryngite tuberculeuse, sans plus de résultat. C'est alors que voulant savoir exactement à quoi s'en tenir sur le compte d'une maladie qui résistait à tous les traitements, il se décida à venir à Paris. M. Poyet l'examina au laryngoscope, et constata la présence d'un polype, du volume d'un petit pois, situé sur le bord libre de la corde vocale droite, à peu près en son milieu. Il fut assez heureux pour l'extirper, mais il fallut cinq séances pour l'avoir en entier.

Depuis, la voix est parfaitement normale, et tout fait espérer que le succès sera durable.

OBSERVATION II

Une de nos actrices les plus en vogue, Mme D..., qui avait aussi un polype de la corde vocale droite, venait fréquemment chez le Dr Poyet, mais reculait toujours devant l'opération, qu'elle supposait très douloureuse. Ayant eu l'occasion de causer avec elle, elle nous apprit que depuis huit mois elle avait remarqué un léger changement dans le timbre de sa voix. On la traita pour une paralysie des cordes vocales, l'examen laryngoscopique n'ayant pas été fait, mais comme son état ne s'améliorait pas, elle s'adressa au Dr Poyet, qui lui découvrit un polype, du volume d'une grosse tête d'épingle, situé sur le bord de la corde vocale droite, à l'union de son tiers antérieur avec ses deux tiers postérieurs.

Elle ne s'est pas fait opérer.

OBSERVATION III

Marie B..., âgée de 32 ans, originaire du Cantal, entre en novembre 1888, à l'hôpital de Lourcine, dans le service de M. Pozzi, salle Fracastor, lit n° 18. Elle présentait les accidents de la période secondaire de la syphilis, et avait en outre une altération de la voix que nous rattachons tout d'abord à la maladie pour laquelle elle vient demander nos soins. Soumise au traitement spécifique, elle guérit en deux mois. Tous les accidents disparaissent, sauf l'altération de la voix qui était toujours aussi marquée. Nous interrogeons cette malade, qui nous raconte que depuis quatre ans, sa voix a beaucoup changé. Elle est devenue rauque. On l'a traitée pendant un an pour une paralysie des cordes vocales, mais sans succès. Depuis dix mois, elle a cessé tout traitement — Nous l'examinons au laryngoscope, et nous découvrons un superbe polype implanté sur le bord de la corde vocale gauche. Nous conseillons à la malade de se faire opérer : elle s'y refuse et quitte l'hôpital.

OBSERVATION IV

Un cultivateur charentais m'est adressé au mois de novembre dernier, pour une altération de la voix remontant à trois ans. L'examen au laryngoscope n'ayant pas été fait, on le soignait pour une paralysie des cordes vocales. Electricité, bains sulfureux, révulsifs : tout fut essayé pendant trois ans. Aucune amélioration. Le Dr Poyet l'examina avec le miroir laryngien et trouva un volumineux polype inséré sur le bord libre de la corde vocale gauche. Ce polype avait ceci de particulier qu'il était situé tout à fait à la partie postérieure de la corde, au lieu de se trouver sur sa partie antérieure, ce qui est la règle générale. M. Poyet enleva le polype en une seule séance, en moins de cinq minutes.

La voix est revenue aussi claire qu'avant l'apparition de la tumeur.

CONCLUSIONS

En résumé, d'après l'étude raisonnée que nous avons faite des différents symptômes fonctionnels observés dans les cas de polypes ou de paralysies des cordes vocales, nous voyons :

1º Que le diagnostic ne peut être posé, dans les cas de polypes, d'une façon ferme, sans l'emploi du laryngoscope, que si le malade expectore des petits fragments de tumeur. Avant la découverte de Czermak, ce signe était considéré, à juste titre, comme seul pathognomonique. Dans ce cas, on possède non seulement le diagnostic de l'affection, mais encore, grâce à l'examen microscopique, le diagnostic de la nature de la tumeur.

2º Dans les cas de paralysie des dilatateurs, se présentant avec le type que nous avons décrit plus haut, on pourra encore assez aisément faire le diagnostic, tout en ne se basant que sur les signes fonctionnels, et écarter l'hypothèse d'un polype.

3º Dans tous les autres cas, quand on se trouve en présence d'un malade atteint de troubles phonateurs et respiratoires, il faut bien se garder de poser *a priori* le diagnostic de paralysie et songer à la présence possible d'un polype : les polypes sont en effet une des maladies communes du larynx.

On devra donc recourir de toute nécessité, à l'examen laryngoscopique. D'après les signes fonctionnels, on ne pourra avoir que des présomptions plus ou moins grandes; et comme dit Morell Mackenzie, ils seraient téméraires ceux qui baseraient leur diagnostic sur de semblables symptômes.

LE MANS. — TYPOGRAPHIE EDMOND MONNOYER.